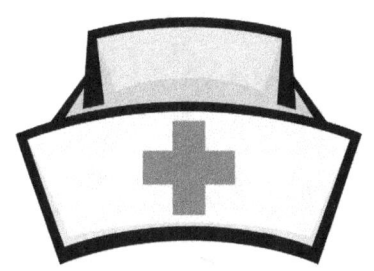

AGENDA

2019

ESTA AGENDA PERTENECE A:

_____

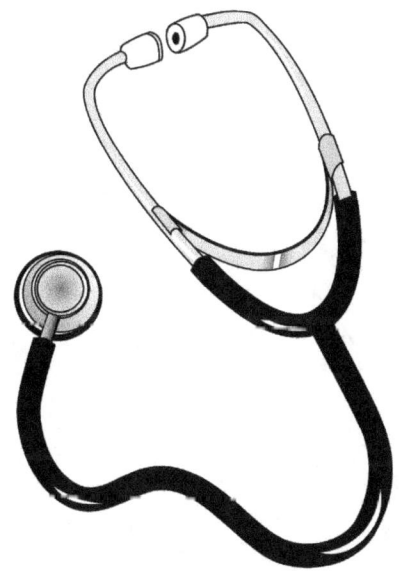

2019

ENERO
D	L	M	M	J	V	S
		1	2	3	4	5
6	7	8	9	10	11	12
13	14	15	16	17	18	19
20	21	22	23	24	25	26
27	28	29	30	31		

FEBRERO
D	L	M	M	J	V	S
					1	2
3	4	5	6	7	8	9
10	11	12	13	14	15	16
17	18	19	20	21	22	23
24	25	26	27	28		

MARZO
D	L	M	M	J	V	S
					1	2
3	4	5	6	7	8	9
10	11	12	13	14	15	16
17	18	19	20	21	22	23
24	25	26	27	28	29	30
31						

ABRIL
D	L	M	M	J	V	S
	1	2	3	4	5	6
7	8	9	10	11	12	13
14	15	16	17	18	19	20
21	22	23	24	25	26	27
28	29	30				

MAYO
D	L	M	M	J	V	S
			1	2	3	4
5	6	7	8	9	10	11
12	13	14	15	16	17	18
19	20	21	22	23	24	25
26	27	28	29	30	31	

JUNIO
D	L	M	M	J	V	S
						1
2	3	4	5	6	7	8
9	10	11	12	13	14	15
16	17	18	19	20	21	22
23	24	25	26	27	28	29
30						

JULIO
D	L	M	M	J	V	S
	1	2	3	4	5	6
7	8	9	10	11	12	13
14	15	16	17	18	19	20
21	22	23	24	25	26	27
28	29	30	31			

AGOSTO
D	L	M	M	J	V	S
				1	2	3
4	5	6	7	8	9	10
11	12	13	14	15	16	17
18	19	20	21	22	23	24
25	26	27	28	29	30	31

SEPTIEMBRE
D	L	M	M	J	V	S
1	2	3	4	5	6	7
8	9	10	11	12	13	14
15	16	17	18	19	20	21
22	23	24	25	26	27	28
29	30					

OCTUBRE
D	L	M	M	J	V	S
		1	2	3	4	5
6	7	8	9	10	11	12
13	14	15	16	17	18	19
20	21	22	23	24	25	26
27	28	29	30	31		

NOVIEMBRE
D	L	M	M	J	V	S
					1	2
3	4	5	6	7	8	9
10	11	12	13	14	15	16
17	18	19	20	21	22	23
24	25	26	27	28	29	30

DICIEMBRE
D	L	M	M	J	V	S
1	2	3	4	5	6	7
8	9	10	11	12	13	14
15	16	17	18	19	20	21
22	23	24	25	26	27	28
29	30	31				

UNA VERDADERA *Maravillosa* ENFERMERA ES ♡ DIFICIL DE ENCONTRAR

Imposible DE OLVIDAR

ENERO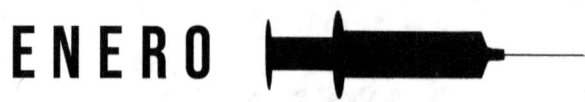

DOMINGO	LUNES	MARTES	MIERCOLES
		1	2
6	7	8	9
13	14	15	16
20	21	22	23
27	28	29	30

2019

JUEVES	VIERNES	SABADO	NOTAS
3	4	5	
10	11	12	
17	18	19	
24	25	26	
31			

FEBRERO

DOMINGO	LUNES	MARTES	MIERCOLES
3	4	5	6
10	11	12	13
17	18	19	20
24	25	26	27

2019

JUEVES	VIERNES	SABADO	NOTAS
	1	2	
7	8	9	
14	15	16	
21	22	23	
28			

MARZO

DOMINGO	LUNES	MARTES	MIERCOLES
3	4	5	6
10	11	12	13
17	18	19	20
24 / 31	25	26	27

2019

JUEVES	VIERNES	SABADO	NOTAS
	1	2	
7	8	9	
14	15	16	
21	22	23	
28	29	30	

ABRIL

DOMINGO	LUNES	MARTES	MIERCOLES
	1	2	3
7	8	9	10
14	15	16	17
21	22	23	24
28	29	30	

2019

JUEVES	VIERNES	SABADO	NOTAS
4	5	6	
11	12	13	
18	19	20	
25	26	27	

MAYO

DOMINGO	LUNES	MARTES	MIERCOLES
			1
5	6	7	8
12	13	14	15
19	20	21	22
26	27	28	29

2019

JUEVES	VIERNES	SABADO	NOTAS
2	3	4	
9	10	11	
16	17	18	
23	24	25	
30	31		

JUNIO

DOMINGO	LUNES	MARTES	MIERCOLES
2	3	4	5
9	10	11	12
16	17	18	19
23 / 30	24	25	26

2019

JUEVES	VIERNES	SABADO	NOTAS
		1	
6	7	8	
13	14	15	
20	21	22	
27	28	29	

JULIO

DOMINGO	LUNES	MARTES	MIERCOLES
	1	2	3
7	8	9	10
14	15	16	17
21	22	23	24
28	29	30	31

2019

JUEVES	VIERNES	SABADO	NOTAS
4	5	6	
11	12	13	
18	19	20	
25	26	27	

AGOSTO

DOMINGO	LUNES	MARTES	MIERCOLES
4	5	6	7
11	12	13	14
18	19	20	21
25	26	27	28

2019

JUEVES	VIERNES	SABADO	NOTAS
1	2	3	
8	9	10	
15	16	17	
29	30	31	

SEPTIEMBRE

DOMINGO	LUNES	MARTES	MIERCOLES
1	2	3	4
8	9	10	11
15	16	17	18
22	23	24	25
29	30		

2019

JUEVES	VIERNES	SABADO	NOTAS
5	6	7	
12	13	14	
19	20	21	
26	27	28	

OCTUBRE

DOMINGO	LUNES	MARTES	MIERCOLES
		1	2
6	7	8	9
13	14	15	16
20	21	22	23
27	28	29	30

2019

JUEVES	VIERNES	SABADO	NOTAS
3	4	5	
10	11	12	
17	18	19	
24	25	26	
31			

NOVIEMBRE

DOMINGO	LUNES	MARTES	MIERCOLES
3	4	5	6
10	11	12	13
17	18	19	20
24	25	26	27

2019

JUEVES	VIERNES	SABADO	NOTAS
	1	2	
7	8	9	
14	15	16	
21	22	23	
28	29	30	

DICIEMBRE

DOMINGO	LUNES	MARTES	MIERCOLES
1	2	3	4
8	9	10	11
15	16	17	18
22	23	24	25
29	30	31	

2019

JUEVES	VIERNES	SABADO	NOTAS
5	6	7	
12	13	14	
19	20	21	
26	27	28	

MI VISION PARA EL 2019

MIS METAS PARA EL 2019

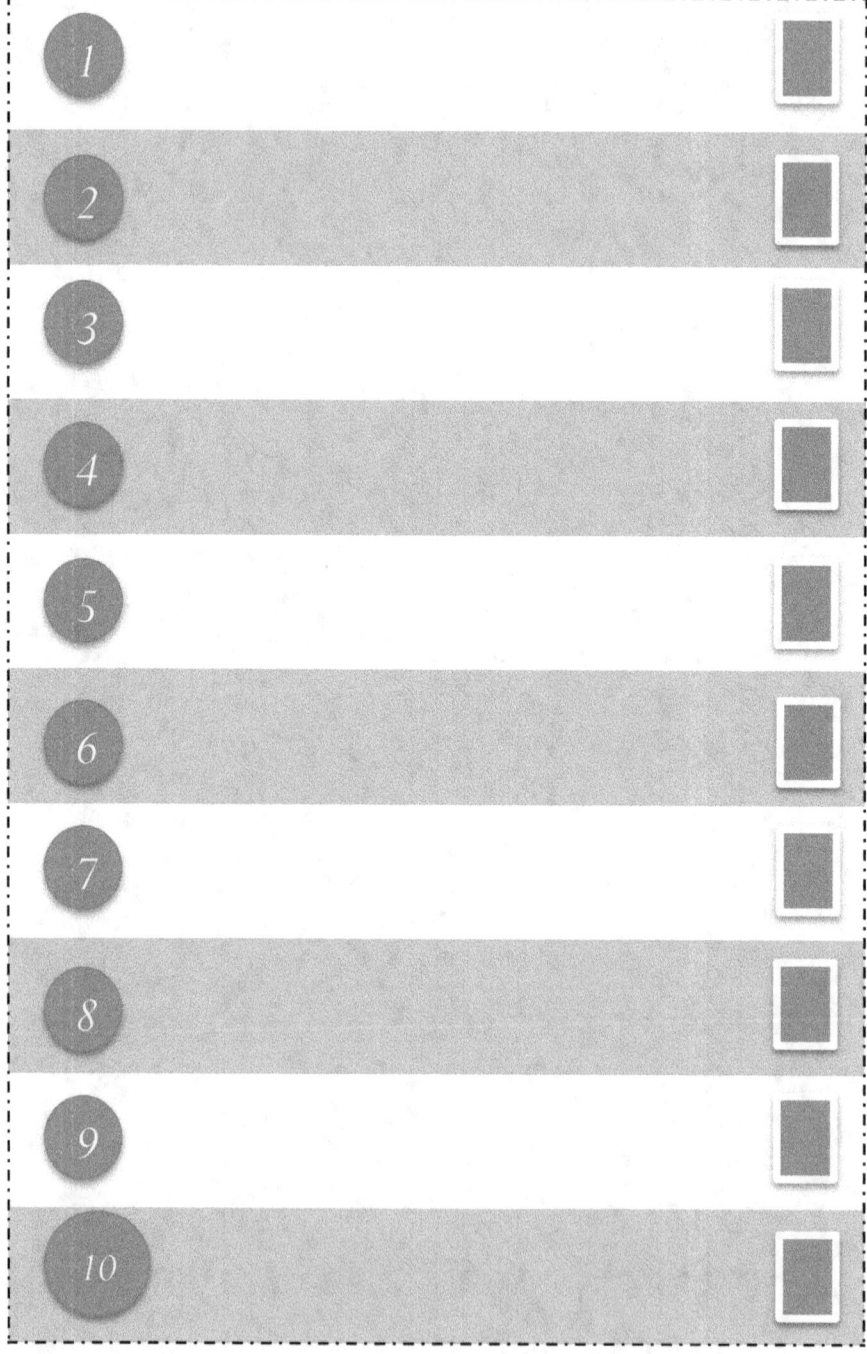

CUMPLEAÑOS

ENERO	FEBRERO	MARZO

ABRIL	MAYO	JUNIO

JULIO	AGOSTO	SEPTIEMBRE

OCTUBRE	NOVIEMBRE	DICIEMBRE

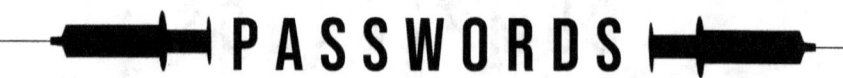

PASSWORDS

WEB	USERNAME	PASSWORD

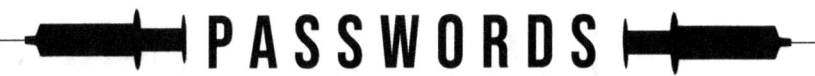

PASSWORDS

WEB	USERNAME	PASSWORD

CONTACTOS

NOMBRE	TELEFONO	EMAIL

CONTACTOS

NOMBRE	TELEFONO	EMAIL

DICIEMBRE

Semana 1   12/31/18 al 01/06/19

○ 31. LUNES

                                    PRIORIDADES

○ 1. MARTES

○ 2. MIERCOLES

                                    COSAS QUE HACER:

○ 3. JUEVES

○ 4.VIERNES

○ 5. SABADO /6. DOMINGO

ENERO

Semana 2

01/07/19 al 01/13/19

○ 7. LUNES

PRIORIDADES

○ 8. MARTES

○ 9. MIERCOLES

COSAS QUE HACER

○ 10. JUEVES

○ 11. VIERNES

○ 12. SABADO/ 13. DOMINGO

ENERO

Semana 3   01/14/19 al 01/20/19

○ 14. LUNES

PRIORIDADES

○ 15. MARTES

○ 16. MIERCOLES

COSAS QUE HACER

○ 17. JUEVES

○ 18. VIERNES

○ 19. SABADO / 20. DOMINGO

ENERO

Semana 4   01/21/19 al 01/27/19

○ 21. LUNES

                                                     PRIORIDADES

○ 22. MARTES

○ 23. MIERCOLES

                                                     COSAS QUE HACER

○ 24. JUEVES

○ 25. VIERNES

○ 26. SABADO / 27. DOMINGO

ENERO

Semana 5   01/28/19 al 02/03/19

___

○ 28. LUNES

                            PRIORIDADES

○ 29. MARTES

○ 30. MIERCOLES

                            COSAS QUE HACER

○ 31. JUEVES

○ 1. VIERNES

○ 2. SABADO / 3. DOMINGO

FEBRERO

Semana 6   02/04/19 al 02/10/19

○ 4. LUNES

PRIORIDADES

○ 5. MARTES

○ 6. MIERCOLES

COSAS QUE HACER

○ 7. JUEVES

○ 8. VIERNES

○ 9. SABADO / 10. DOMINGO

FEBRERO

Semana 7									02/11/19 al 02/17/19

○ 11. LUNES

PRIORIDADES

○ 12. MARTES

○ 13. MIERCOLES

COSAS QUE HACER

○ 14. JUEVES

○ 15. VIERNES

○ 16. SABADO / 17. DOMINGO

FEBRERO

Semana 8   02/18/19 al 02/24/19

○ 18. LUNES

                                            PRIORIDADES

○ 19. MARTES

○ 20. MIERCOLES

                                            COSAS QUE HACER

○ 21. JUEVES

○ 22. VIERNES

○ 23. SABADO / 24. DOMINGO

FEBRERO

Semana 9   02/25/19 al 03/03/19

○ 25. LUNES

PRIORIDADES

○ 26. MARTES

○ 27. MIERCOLES

COSAS QUE HACER

○ 28. JUEVES

○ 1. VIERNES

○ 2. SABADO/ 3. DOMINGO

MARZO

Semana 10

03/04/19 al 03/10/19

○ 4. LUNES

PRIORIDADES

○ 5. MARTES

○ 6. MIERCOLES

COSAS QUE HACER

○ 7. JUEVES

○ 8. VIERNES

○ 9. SABADO / 10. DOMINGO

MARZO

Semana 11   03/11/19 al 03/17/19

○ 11. LUNES

PRIORIDADES

○ 12. MARTES

○ 13. MIERCOLES

COSAS QUE HACER

○ 14. JUEVES

○ 15. VIERNES

○ 16. SABADO/ 17. DOMINGO

MARZO

Semana 12

03/18/19 al 03/24/19

○ 18. LUNES

PRIORIDADES

○ 19. MARTES

○ 20. MIERCOLES

COSAS QUE HACER

○ 21. JUEVES

○ 22. VIERNES

○ 23. SABADO / 24. DOMINGO

MARZO

Semana 13   03/25/19 al 03/31/19

○ 25. LUNES

PRIORIDADES

○ 26. MARTES

○ 27. MIERCOLES

COSAS QUE HACER

○ 28. JUEVES

○ 29. VIERNES

○ 30. SABADO/ 31. DOMINGO

ABRIL

Semana 14   04/01/19 al 04/07/19

○ 1. LUNES

PRIORIDADES

○ 2. MARTES

○ 3. MIERCOLES

COSAS QUE HACER

○ 4. JUEVES

○ 5. VIERNES

○ 6. SABADO / 7. DOMINGO

ABRIL

Semana 15

04/08/19 al 04/14/19

○ 8. LUNES

PRIORIDADES

○ 9. MARTES

○ 10. MIERCOLES

COSAS QUE HACER

○ 11. JUEVES

○ 12. VIERNES

○ 13. SABADO/ 14. DOMINGO

ABRIL

Semana 16   04/15/19 al 04/21/19

○ 15. LUNES

PRIORIDADES

○ 16. MARTES

○ 17. MIERCOLES

COSAS QUE HACER

○ 18. JUEVES

○ 19. VIERNES

○ 20. SABADO/ 21. DOMINGO

ABRIL

Semana 17   04/22/19 al 04/28/19

○ 22. LUNES

PRIORIDADES

○ 23. MARTES

○ 24. MIERCOLES

COSAS QUE HACER

○ 25. JUEVES

○ 26. VIERNES

○ 27. SABADO / 28. DOMINGO

ABRIL

Semana 18 04/29/19 al 05/05/19

○ 29. LUNES

PRIORIDADES

○ 30. MARTES

○ 1. MIERCOLES

COSAS QUE HACER

○ 2. JUEVES

○ 3. VIERNES

○ 4. SABADO / 5. DOMINGO

MAYO

Semana 19   05/06/19 al 05/12/19

○ 6. LUNES

                                             PRIORIDADES

○ 7. MARTES

○ 8. MIERCOLES

                                             COSAS QUE HACER

○ 9. JUEVES

○ 10. VIERNES

○ 11. SABADO / 12. DOMINGO

MAYO

Semana 20

05/13/19 al 05/19/19

○ 13. LUNES

PRIORIDADES

○ 14. MARTES

○ 15. MIERCOLES

COSAS QUE HACER

○ 16. JUEVES

○ 17. VIERNES

○ 18. SABADO/ 19. DOMINGO

MAYO

Semana 21

05/20/19 al 05/26/19

○ 20. LUNES

PRIORIDADES

○ 21. MARTES

○ 22. MIERCOLES

COSAS QUE HACER

○ 23. JUEVES

○ 24. VIERNES

○ 25. SABADO / 26. DOMINGO

MAYO

Semana 22

05/27/19 al 06/02/19

○ 27. LUNES

PRIORIDADES

○ 28. MARTES

○ 29. MIERCOLES

COSAS QUE HACER

○ 30. JUEVES

○ 31. VIERNES

○ 1. SABADO / 2. DOMINGO

JUNIO

Semana 23							06/03/19 al 06/09/19

○ 3. LUNES

PRIORIDADES

○ 4. MARTES

○ 5. MIERCOLES

COSAS QUE HACER

○ 6. JUEVES

○ 7. VIERNES

○ 8. SABADO / 9. DOMINGO

JUNIO

Semana 24

06/10/19 al 06/16/19

○ 10. LUNES

PRIORIDADES

○ 11. MARTES

○ 12. MIERCOLES

COSAS QUE HACER

○ 13. JUEVES

○ 14. VIERNES

○ 15. SABADO / 16. DOMINGO

JUNIO

Semana 25   06/17/19 al 06/23/19

○ 17. LUNES

PRIORIDADES

○ 18. MARTES

○ 19. MIERCOLES

COSAS QUE HACER

○ 20. JUEVES

○ 21. VIERNES

○ 22. SABADO / 23. DOMINGO

JUNIO

Semana 26

06/24/19 al 06/30/19

○ 24. LUNES

PRIORIDADES

○ 25. MARTES

○ 26. MIERCOLES

COSAS QUE HACER

○ 27. JUEVES

○ 28. VIERNES

○ 29. SABADO/ 30. DOMINGO

JULIO

Semana 27   07/01/19 al 07/07/19

◯ 1. LUNES

PRIORIDADES

◯ 2. MARTES

◯ 3. MIERCOLES

COSAS QUE HACER

◯ 4. JUEVES

◯ 5. VIERNES

◯ 6. SABADO / 7. DOMINGO

JULIO

Semana 28

07/08/19 al 07/14/19

○ 8. LUNES

PRIORIDADES

○ 9. MARTES

○ 10. MIERCOLES

COSAS QUE HACER

○ 11. JUEVES

○ 12. VIERNES

○ 13. SABADO / 14. DOMINGO

JULIO

Semana 29

07/15/19 al 07/21/19

○ 15. LUNES

PRIORIDADES

○ 16. MARTES

○ 17. MIERCOLES

COSAS QUE HACER

○ 18. JUEVES

○ 19. VIERNES

○ 20. SABADO / 21. DOMINGO

JULIO

Semana 30

07/22/19 al 07/28/19

○ 22. LUNES

PRIORIDADES

○ 23. MARTES

○ 24. MIERCOLES

COSAS QUE HACER

○ 25. JUEVES

○ 26. VIERNES

○ 27. SABADO/ 28. DOMINGO

JULIO

Semana 31   07/29/19 al 08/04/19

___

○ 29. LUNES

                                     PRIORIDADES

○ 30. MARTES

○ 31. MIERCOLES

                                     COSAS QUE HACER

○ 1. JUEVES

○ 2. VIERNES

○ 3. SABADO / 4. DOMINGO

AGOSTO

Semana 32

08/05/19 al 08/11/19

○ 5. LUNES

PRIORIDADES

○ 6. MARTES

○ 7. MIERCOLES

COSAS QUE HACER

○ 8. JUEVES

○ 9. VIERNES

○ 10. SABADO/ 11. DOMINGO

AGOSTO

Semana 33

08/12/19 al 08/18/19

○ 12. LUNES

PRIORIDADES

○ 13. MARTES

○ 14. MIERCOLES

COSAS QUE HACER

○ 15. JUEVES

○ 16. VIERNES

○ 17. SABADO/ 18. DOMINGO

AGOSTO

Semana 34

08/19/19 al 08/25/19

○ 19. LUNES

PRIORIDADES

○ 20. MARTES

○ 21. MIERCOLES

COSAS QUE HACER

○ 22. JUEVES

○ 23. VIERNES

○ 24. SABADO/ 25. DOMINGO

AGOSTO

Semana 35　　　　　　　　　08/26/19 al 09/01/19

○ 26. LUNES

PRIORIDADES

○ 27. MARTES

○ 28. MIERCOLES

COSAS QUE HACER

○ 29. JUEVES

○ 30. VIERNES

○ 31. SABADO / 1. DOMINGO

SEPTIEMBRE

Semana 36   09/02/19 al 09/08/19

○ 2. LUNES

PRIORIDADES

○ 3. MARTES

○ 4. MIERCOLES

COSAS QUE HACER

○ 5. JUEVES

○ 6. VIERNES

○ 7. SABADO/ 8. DOMINGO

SEPTIEMBRE

Semana 37　　　　　　　　　　　09/09/19 al 09/15/19

○ 9. LUNES

PRIORIDADES

○ 10. MARTES

○ 11. MIERCOLES

COSAS QUE HACER

○ 12. JUEVES

○ 13. VIERNES

○ 14. SABADO/ 15. DOMINGO

SEPTIEMBRE

Semana 38

09/16/19 al 09/22/19

○ 16. LUNES

PRIORIDADES

○ 17. MARTES

○ 18. MIERCOLES

COSAS QUE HACER

○ 19. JUEVES

○ 20. VIERNES

○ 21. SABADO / 22. DOMINGO

SEPTIEMBRE

Semana 39

09/23/19 al 09/29/19

○ 23. LUNES

PRIORIDADES

○ 24. MARTES

○ 25. MIERCOLES

COSAS QUE HACER

○ 26. JUEVES

○ 27. VIERNES

○ 28. SABADO / 29. DOMINGO

SEPTIEMBRE

Semana 40

09/30/19 al 10/06/19

○ 30. LUNES

PRIORIDADES

○ 1. MARTES

○ 2. MIERCOLES

COSAS QUE HACER

○ 3. JUEVES

○ 4. VIERNES

○ 5. SABADO / 6. DOMINGO

OCTUBRE

Semana 41 · 10/07/19 al 10/13/19

○ 7. LUNES

PRIORIDADES

○ 8. MARTES

○ 9. MIERCOLES

COSAS QUE HACER

○ 10. JUEVES

○ 11. VIERNES

○ 12. SABADO/ 13. DOMINGO

OCTUBRE

Semana 42   10/14/19 al 10/20/19

○ 14. LUNES

                                                              PRIORIDADES

○ 15. MARTES

○ 16. MIERCOLES

                                                              COSAS QUE HACER

○ 17. JUEVES

○ 18. VIERNES

○ 19. SABADO / 20. DOMINGO

OCTUBRE

Semana 43

10/21/19 al 10/27/19

○ 21. LUNES

PRIORIDADES

○ 22. MARTES

○ 23. MIERCOLES

COSAS QUE HACER

○ 24. JUEVES

○ 25. VIERNES

○ 26. SABADO / 27. DOMINGO

OCTUBRE

Semana 44

10/28/19 al 11/03/19

○ 28. LUNES

PRIORIDADES

○ 29. MARTES

○ 30. MIERCOLES

COSAS QUE HACER

○ 31. JUEVES

○ 1. VIERNES

○ 2. SABADO / 3. DOMINGO

NOVIEMBRE

Semana 45

11/04/19 al 11/10/19

○ 4. LUNES

PRIORIDADESIES

○ 5. MARTES

○ 6. MIERCOLES

COSAS QUE HACER

○ 7. JUEVES

○ 8. VIERNES

○ 9. SABADO/ 10. DOMINGO

NOVIEMBRE

Semana 46   11/11/19 al 11/17/19

○ 11. LUNES

PRIORIDADES

○ 12. MARTES

○ 13. MIERCOLES

COSAS QUE HACER

○ 14. JUEVES

○ 15. VIERNES

○ 16. SABADO / 17. DOMINGO

NOVIEMBRE

Semana 47   11/18/19 al 11/24/19

○ 18. LUNES

PRIORIDADES

○ 19. MARTES

○ 20. MIERCOLES

COSAS QUE HACER

○ 21. JUEVES

○ 22. VIERNES

○ 23. SABADO / 24. DOMINGO

NOVIEMBRE

Semana 48

11/25/19 al 12/01/19

○ 25. LUNES

PRIORIDADES

○ 26. MARTES

○ 27. MIERCOLES

COSAS QUE HACER

○ 28. JUEVES

○ 29. VIERNES

○ 30. SABADO/ 1. DOMINGO

DICIEMBRE

Semana 49   12/02/19 al 12/08/19

○ 2. LUNES

PRIORIDADES

○ 3. MARTES

○ 4. MIERCOLES

COSAS QUE HACER

○ 5. JUEVES

○ 6. VIERNES

○ 7. SABADO / 8. DOMINGO

DICIEMBRE

Semana 50

12/09/19 al 12/15/19

○ 9. LUNES

PRIORIDADES

○ 10. MARTES

○ 11. MIERCOLES

COSAS QUE HACER

○ 12. JUEVES

○ 13. VIERNES

○ 14. SABADO/ 15. DOMINGO

DICIEMBRE

Semana 51   12/16/19 al 12/22/19

◯ 16. LUNES

PRIORIDADES

◯ 17. MARTES

◯ 18. MIERCOLES

COSAS QUE HACER

◯ 19. JUEVES

◯ 20. VIERNES

◯ 21. SABADO / 22. DOMINGO

DICIEMBRE

Semana 52   12/23/19 al 12/29/19

○ 23. LUNES

PRIORIDADES

○ 24. MARTES

○ 25. MIERCOLES

COSAS QUE HACER

○ 26. JUEVES

○ 27. VIERNES

○ 28. SABADO / 29. DOMINGO

DICIEMBRE

Semana 1   12/30/19 al 01/05/20

○ 30. MONDAY

PRIORIDADES

○ 31. TUESDAY

○ 1. WEDNESDAY

COSAS QUE HACER

○ 2. THURSDAY

○ 3. FRIDAY

○ 4. SATURDAY / 5. SUNDAY

NOTAS

NOTAS

NOTAS

NOTAS

NOTAS

NOTAS

NOTAS

NOTAS

NOTAS

NOTAS

www.ingramcontent.com/pod-product-compliance
Lightning Source LLC
Chambersburg PA
CBHW071212220526
45468CB00002B/572